Tc 27/24

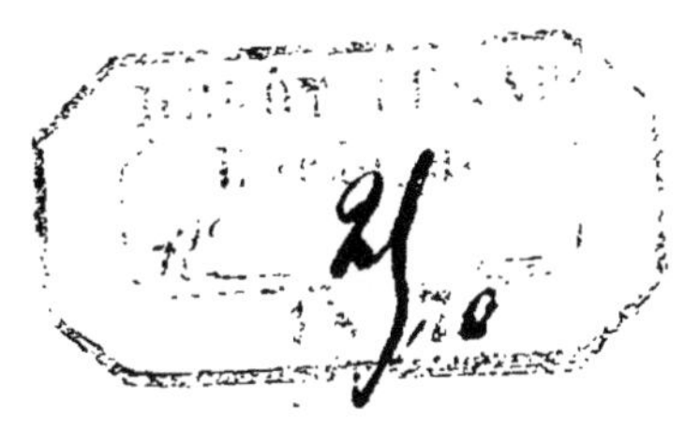

CE QUE DOIVENT SAVOIR

LES NOUVEAUX ÉPOUX.

CE QUE DOIVENT SAVOIR

LES

NOUVEAUX ÉPOUX

LE JOUR DE LEUR MARIAGE

PAR

Le Docteur PETIGARS.

PARIS

LIBRAIRIE DE LA PUBLICATION

19, rue des Martyrs, 19

ET CHEZ LES BONS LIBRAIRES.

AVANT-PROPOS.

Le but que je me propose en publiant ce travail est de considérer les effets du mariage dans les trois âges où notre civilisation permet de le contracter, — à l'effet :

1º De prémunir les jeunes époux contre les entraînements de la passion, dans la période qu'on nomme vulgairement *lune de miel;*

2º D'avertir les époux d'un âge mûr des inconvénients d'une trop grande confiance dans leur virilité ;

3º De tenir les conjoints sur le retour de l'âge en garde contre des souvenirs trop favorables à leur nouvelle condition conjugale, laquelle ne peut admettre l'adage : *être et avoir été;*

4° Enfin, de donner aux femmes qui doivent devenir mères, et à celles qui ont payé leur tribut à la génération, des conseils dictés par la raison et l'expérience.

Si j'ai été utile aux uns et aux autres, j'aurai rempli la tâche que je m'étais imposée.

PETIGARS.

PREMIÈRE PARTIE.

Lecteur, avant d'aborder le sujet que je vais traiter, je me suis demandé si le mariage doit tenir liés, toute la vie, deux êtres qui ne se connaissent pas ? si la vie est dans la passion ? et si aucune passion ne peut résister au mariage ?

Si, à cet égard, je consultais Montaigne, ce grand penseur répondrait :

« Le mariage a, pour sa part, l'utilité, la justice, l'hon-
« neur et la constance. A le bien façonner, il n'est pas de
« plus belle pièce dans la société, et aucune femme qui en
« savoure le goût ne voudrait tenir lieu de simple maî-
« tresse à son mari. »

D'un autre côté, si j'en crois la *Genèse*, la question sera résolue bien plus simplement par ces paroles, qui, selon elle, viennent de Dieu. Il a dit :

« L'homme quittera son père et sa mère pour s'attacher « à son épouse, et ils seront deux dans une seule chair. »

Enfin, un philosophe a dit : Il faut croire au mariage comme à l'immortalité de l'âme.

C'est ici l'occasion de me demander si j'écris pour vanter le bonheur conjugal ?

A cela je dois répondre par une franche indécision et quelque peu d'insouciance, en disant : Prenez mon livre plutôt pour la façon que pour l'étoffe.

N'ayant pas la prétention de plaire à tous, j'ai compté sur la diversité des esprits, afin de recevoir autant d'approbation que de blâme.

Continuant ensuite à m'interroger, je me demande si la fidélité est impossible, au moins à l'homme ; et si l'infidélité de la femme, péché qui remonte aux premiers temps de la société, a empêché le mariage de résister à cette perpétuité de fautes ?

A toutes ces questions, j'essaierai de répondre, en disant :

Le mariage me semble être un combat où, avant d'entrer dans l'arène, chacun des deux époux-amants se persuade qu'il aimera toujours, bien qu'il sache que c'est une entreprise téméraire. — Cependant le combat commence, et la victoire, je veux dire la liberté, reste au plus adroit.

Je sais bien qu'en sortant de la municipalité ou de l'église, le marié d'aujourd'hui ou d'hier s'efforcera de concevoir l'espérance de garder sa femme pour lui tout seul, ou que, dans son égoïsme, à l'aspect des malheurs d'autrui, il se dira : Bah ! cela ne m'arrivera pas à moi, — oubliant alors que lui-même, ancien marin sur les mers de Paphos, — a causé le naufrage de plus d'une vertu conjugale.

Fort bien ! courageux athlète, nous applaudissons à votre confiante résolution, lorsque vous direz avec vos prédécesseurs sur cette mer perfide : Levez l'ancre, hissez les voiles, s'embarque avec nous qui voudra, et rira qui pourra. — Hors du tillac les classiques et les timides... *Go head !* et vogue la galère ; quand nous arriverons au port, je vous raconterai une histoire, ou plutôt, pour votre gouverne, je vais vous la conter tout de suite. Écoutez :

« Deux dames, l'une de quarante, l'autre de vingt-deux ans, voulant raisonner sur la physiologie du mariage, — l'une dit à l'autre :

— Avez-vous remarqué, ma chère, que les femmes n'aiment, en général, que les sots ?

— Que dites-vous-là, Madame? reprit l'autre, et comment accorderez-vous cette remarque avec l'aversion que ces femmes semblent avoir pour leurs maris ?

— Oh ! mon Dieu, rien n'est plus simple, répliqua la première ; l'esprit a toujours un brillant qui nous blesse, et l'homme qui en a beaucoup nous effraie souvent.

« S'il est fier, il ne sera pas jaloux, et alors il ne saurait nous plaire. — Enfin, n'aimons-nous pas mieux élever un homme jusqu'à nous que de monter jusqu'à lui ? Le talent a bien des succès à nous faire partager, mais le sot peut donner bien des jouissances, et nous aimons mieux entendre dire : Voilà un bien bel homme.... que de voir notre amant aller à l'Institut.

— Mais, reprit timidement la jeune femme, l'infortune dont un mari est menacé, en France, est-elle donc inévitable ?

— Hum!.... fit en riant l'aînée des deux. »

Assez, assez, direz-vous ; il ne s'agit pas de plaisanter, quand on parle de mariage ; ne savez-vous pas, comme moi, que nous considérons cet acte officiel et sacramentel comme une petite maladie à laquelle nous sommes tous sujets ?

Or, comme toute maladie, en médecine physiologique, est censée avoir un remède, cherchons ensemble la formule de ce remède, et analysons, par la science et par la morale, la cause et les effets de cette affection.

DEUXIÈME PARTIE.

AMOURS DIVERS.

Dieu, en plaçant l'homme sur la terre, lui a dit, selon l'*Écriture :* Croissez et multipliez...

Cette recommandation a été suivie par tous les hommes à l'état libre répandus sur la surface du globe.

Elle a été observée, dans une certaine limite, par les hommes réunis en société ; enfin, la civilisation l'a maintenue, avec des réserves imposées par la législation et la morale.

C'est sous ce régime que la loi, de concert avec la religion, a édicté le double mariage, qui impose des bornes rationnelles à la recommandation divine. En effet, Montesquieu a dit :

« Comme l'un des grands objets du mariage est d'ôter
« toutes les incertitudes des conjonctions illicites, la reli-
« gion y imprime son caractère, et les lois civiles y joi-
« gnent le leur, afin qu'il ait toute l'authenticité possible.»

Cependant, suivant Marmontel, rien n'est plus contraire à l'esprit du mariage que de s'imaginer qu'on se marie pour son plaisir.

Le plaisir est sans doute un attrait que la nature attache au devoir qu'elle impose.

C'est par là qu'elle invite tous les êtres vivants à régénérer leur espèce.

L'amour est donc le réparateur de la mort, et ce n'est point la moindre des merveilles qui éclatent dans l'ordre universel.

Mais dans cet ordre sublime et sage, l'erreur, l'égarement du vice est de prendre pour l'intention finale et pour l'objet de la nature ce qui n'en est que le moyen.

On se marie pour être père et mère, et non pour être

amants. En cessant d'être amants, on ne cesse donc pas de rester père et mère.

En produisant des êtres organisés, la nature se fût imposé la loi de les recréer incessamment, si, pour conserver les espèces, elle ne les eût portées, par les plus irrésistibles attraits, à l'acte de la reproduction, dont elle leur avait, d'ailleurs, donné les organes.

Elle a voulu qu'à la fin de leur accroissement, lorsqu'ils sont doués de toutes les qualités qu'ils peuvent acquérir, tous les animaux donnassent naissance à des êtres semblables à eux.

Par là, les individus meurent, les races ne meurent pas. L'univers conserve une jeunesse éternelle, et la génération est cause de cette merveille.

L'amour est donc la plus douce, comme la plus fougueuse des passions ; il est la source des jouissances les plus vives, comme des maux les plus cuisants. C'est assez dire qu'il détermine dans notre économie les modifications les plus profondes.

Partage heureux de la jeunesse, l'amour naît et se déve-

loppe avec les organes génitaux. — Lorsque ceux-ci secrè-
tent un nouveau fluide dans l'homme, et sont devenus le
siége de l'évacuation mensuelle chez la femme, l'amour les
saisit, les embrase ! Un penchant invincible attire les
deux sexes l'un vers l'autre ; des désirs, d'abord vagues,
indéterminés, une douce langueur, s'emparent de leurs
sens ; et bientôt, par l'effet du hasard, par celui d'un instinct particulier ou d'une éducation précoce, les deux
amants ont soulevé le voile de la nature et se sont enivrés
à la coupe de la volupté.

Telle serait, au moins, la marche de cette passion, si la
religion et les convenances sociales ne venaient fréquem-
ment l'entraver (1).

Mais, par le fait, il est rare que l'amour ait une issue
aussi favorable. — Aussi voit-on assez rarement les lois
de l'hymen unir deux cœurs qui brûlent l'un pour l'autre.
— L'obéissance passive, d'un côté, et la cupidité de l'au-

---

(1) L'amour des sens est légitime quand il est réglé par la loi divine et humaine.   (BAUTAIN.)

tre, sont les deux obstacles les plus fréquents aux unions bien assorties.

Il y a donc, dans le mariage, deux amours, l'un heureux et l'autre malheureux.

L'amour heureux, ou seulement qui espère l'être, répand dans toute l'économie une chaleur bienfaisante. — Les facultés mentales participent à l'activité générale. — Il semble que la nature, qui va procéder à la création d'un nouvel être, ait intérêt à développer tous les attributs de la santé.

Ainsi, tout amant a de l'esprit ; ses pensées sont riches et variées ; son langage est éloquent et persuasif. L'amant heureux oublie l'univers ; peu soigneux de sa fortune, il n'est sensible qu'au bonheur d'être aimé.

Il est pourtant capable des actions les plus généreuses.

L'amour ne donne pas seulement de l'intelligence, il peut inspirer aussi l'amour de la gloire et de la patrie.

De quels efforts et de quels sacrifices n'est point capable un cœur violemment épris !

Aussi l'amour est un délire qui donne la force, le courage, le génie et la vertu à l'être faible ou timide, stupide ou vicieux, si celle qui le fait naître l'exige (1).

L'amour heureux entretient dans nos organes la plus parfaite harmonie.

L'amour malheureux, au contraire, se peint sur le visage. Une pensée exclusive domine l'esprit et ravit à l'intelligence la faculté de s'exercer ; les sens deviennent inutiles ; une maigreur générale s'empare du malheureux, dont l'existence, peu à peu consumée, se termine enfin avec sa douleur.

Si nous voulions évoquer les victimes de l'amour, nous serions embarrassés du choix : Pindare, qui le chanta si bien, périt sous ses coups.

La Vénus de Sienne mourut subitement de douleur au départ du comte de Curial, son amant.

J.-J. Rousseau raconte qu'une jeune personne, douée

---

(1) L'amour, a dit Voltaire, est, de toutes les passions, la plus forte, car elle attaque à la fois la tête, le cœur et le corps.

Suivant Louis XII, l'amour est le roi des jeunes gens et le tyran des vieillards.

d'une sensibilité très-vive, ayant lu *Télémaque*, s'enflamma pour un être idéal dont ce roman lui avait présenté l'image, et finit par tomber dans un chagrin mortel qui la conduisit au tombeau.

L'amour malheureux peut produire une foule de sinistres qui ne connaissent pas d'autre cause.

. L'exemple du *Tasse*, connu de tout le monde, en est une preuve.

L'amour ne présente pas le même caractère chez tous les individus : — Doux, tendre et heureux, il est un présent du ciel et fait le bonheur de l'homme ;

Violent et passionné à l'excès, il peut occasionner la mort.

Un soldat, amoureux d'une fille, lui avait donné rendez-vous la nuit ; comme elle tardait à venir, impatient, il se lève et marche à sa rencontre ; au moment où il l'aperçoit, il se précipite vers elle avec transport, et, l'embrassant avec délire, il jette un cri de douleur et expire.

Un jeune homme, épris d'une vive passion pour Mlle Gaussin, actrice de la Comédie Française, obtient enfin un rendez-vous ; il y vole, se jette à ses pieds, et expire d'amour et de bonheur.

En dehors de l'amour sexuel, il y a d'autres amours qui occupent une grande place dans notre existence : tels sont l'amour maternel, l'amour paternel et l'amour filial.

Il y a dans l'amour des pères et mères pour leurs enfants un élément égoïste ; mais cet élément varie suivant qu'il s'agit du premier ou du second. Pour celui-ci, c'est un instinct naturel ; quant à celui-là, c'est bien un sentiment qui a son germe dans la nature, mais qui se traduit dans la société par l'orgueil du nom ou l'orgueil de la race.

Enfin l'amour filial a moins de force que les deux autres : on trouve plus de mauvais fils que de mauvais pères.

La cause immédiate de cette différence, a dit J.-J. Rousseau, est que l'amour filial est moins un besoin et contient moins d'éléments égoïstes que les deux premiers.

DES PASSIONS ET DES AFFECTIONS.

On peut dire que les passions sont les deux grands mo-
biles qui agissent sur les hommes Un grand nombre de
ces émotions peuvent être communiquées par les sens.

Éprouver des besoins est dans l'essence de notre organisation.

L'exercice des organes est la conséquence de l'existence
de ces derniers ; or, l'exercice occasionne des déperditions ;
celles-ci font naître le désir ou le besoin de la réparation.

Le désir engendre la volonté ; enfin, la volonté persis-
tante détermine la passion.

La Rochefoucault, Labruyère, Helvétius nous ont laissé
sur les passions des observations pleines de finesse et de
sagacité ; mais ils nous ont désenchantés en faisant décou-

ler toutes les passions et toutes les affections de l'amour-propre ou de l'intérêt.

Les passions, dit à son tour le docteur Georget, dépendent exclusivement du désir, et se rattachent à deux divisions : l'ambition et l'amour.

Enfin, Gall et Spurzheim prétendent qu'il ne faut donner le nom de passions ou d'affections à aucune des facultés primitives de l'âme.

Pour eux, la passion n'est qu'un mode de quantité.

L'affection n'est qu'un mode de qualité.

Le but de ce travail n'étant point de décider entre ces hautes questions philosophiques, mais bien d'attirer l'attention du lecteur sur les effets plutôt que sur les causes des passions, je m'abstiendrai de me prononcer pour ou contre telle ou telle théorie, ne voulant que faire ressortir les effets des passions dans les circonstances qui nous occupent.

Dieu nous aurait comblés d'un bonheur ineffable, s'il nous avait accordé une vie exempte de passions, de soucis et d'amertumes. Or, l'homme n'a pas le droit de prétendre à un plaisir constant ; donc, le bonheur constant et perpétuel est une chimère ou une absurdité.

Le bonheur est la réalisation de nos désirs. Il faut donc désirer pour être heureux.

Mais la satisfaction de tous nos désirs amène l'ennui et la satiété par l'épuisement de toutes les jouissances ; cet état est le premier pas vers le marasme et la mort.

Les riches, condamnés à satisfaire leurs moindres désirs, ignorent donc le vrai bonheur, autant que les malheureux, condamnés à ne les satisfaire jamais.

La vie, pour être supportable, doit être semée de désirs, qu'on ne doit pouvoir satisfaire qu'avec plus ou moins d'efforts.

Le plaisir ne peut être continu, mais il peut être répété.

Modéré, il est le bien-être du cerveau, qui, réagissant sur tout l'organisme, tient toutes les fonctions dans un parfait équilibre.

Porté à l'extrême, le plaisir produit sur le cerveau une impression profonde, et sur l'épigastre un resserrement presque douloureux. Alors la conception est nulle ; toutes les affections sont suspendues ; la voix expire sur les lèvres, et les membres refusent leur appui. Quelquefois, une syncope arrête plus ou moins longtemps l'action du cerveau ; l'exercice de la respiration et de la circulation devient pénible ou est interrompu.

Il existe, en effet, des exemples où le plaisir trop vif peut occasionner la mort. Ainsi :

Sophocle mourut de plaisir en recevant le prix de tragédie.

Denis le Tyran éprouva la même mort, dont, assurément, il n'était pas digne.

Diagoras expira de plaisir en embrassant ses deux fils, vainqueurs aux jeux olympiques.

Enfin, le pape Léon X eut le même sort, en apprenant une nouvelle fatale à la France.

DE LA MODÉRATION

Dans les passions et affections.

Nous avons parlé des conséquences de l'excès, dans l'amour heureux ou malheureux ; nous dirons maintenant quelques mots sur la modération dans les passions.

La modération est l'égide protectrice de notre repos et de notre bonheur ; elle conserve toutes nos facultés ; elle en maintient la force et l'équilibre.

Un philosophe a dit : La modération des désirs enrichit au physique comme au moral. Elle est l'état d'une âme qui se possède. Dans le mariage, elle naît d'une espèce de médiocrité dans les désirs, et de satisfaction dans les pensées, qui disposent aux vertus civiles. »

Mais la modération est-elle toujours sous la dépendance de la volonté de l'homme ? La constitution organique de

ce dernier ne produit-elle pas comme l'effet d'un contre-
poids qui paralyse ses bonnes intentions ?

En parlant de constitution organique, il ne faut pas con-
fondre une forte constitution, une constitution *athlétique*,
avec une constitution ou plutôt un tempérament *érotique* ;
c'est à tort qu'on a dit : L'homme peut être fort et amoureux. Il faut dire, au contraire : L'homme peut être fort
ou amoureux.

Aussi doit-on, dans le premier sens, ajouter très-peu
de foi au récit des travaux d'Hercule, qui, dit-on, épousa,
dans une seule nuit, les cinquante filles de Danaüs.

Tous les médecins observateurs, au contraire, ont re-
connu que le grand développement de l'appareil musculaire
amène infailliblement une grande diminution dans les appareils sensitifs et génitaux.

Une grande force physique n'est donc pas l'indice le plus
certain d'une constitution érotique.

L'appareil reproducteur constituant les sexes imprime à
chacun d'eux une modification importante à l'organisation,
lorsqu'il vient à prédominer.

Chez les hommes de cette dernière catégorie, la modération est relative ou proportionnelle.

En effet, la nature, aussi attentive à conserver qu'habile et ingénieuse à produire, a eu soin d'attacher un plaisir à l'exercice de chaque organe et à l'accomplissement de chaque fonction.

Ainsi, la faim, la soif et l'accomplissement de chaque fonction des sens sont des causes de jouissances qui se reproduisent journellement.

Ces jouissances sont plus vives chez les personnes douées d'une grande sensibilité.

C'est aussi par l'appât du plus vif plaisir que la nature nous convie au rapprochement des sexes. Trop heureux seraient les mortels, si elle punissait avec moins de sévérité les excès auxquels ce plaisir les entraîne trop souvent.

D'ailleurs, les pertes de l'agent nerveux, qu'occasionnent ces jouissances, les jettent dans une débilité dont ils se rétablissent difficilement.

Les femmes qui, dans ces plaisirs, perdent beaucoup

moins que les hommes, et qui sont douées d'une excessive sensibilité, éprouvent ces désirs et peuvent les satisfaire avec moins de danger qu'eux.

L'organisation la moins propre à l'amour est donc celle qui est caractérisée par la faiblesse des divers appareils.

Mais ceux chez lesquels l'appareil circulatoire et tout le système hépathique prédominent sont très-aptes à remplir cette fonction, surtout si ces sujets sont doués d'une certaine sensibilité.

Le type de l'homme chez lequel prédominent les facultés génératrices est, en général, d'une maigreur remarquable; ses membres sont peu volumineux et couverts d'une peau velue; sa barbe est noire et serrée, son regard lascif. — Son cœur bat avec force à la vue d'une femme qui lui plaît. Sa voix est grave et sonore. Des idées voluptueuses obsèdent son imagination jusque dans le sommeil. Ces dispositions sont souvent exaltées et portées jusqu'à un état morbide.

Les besoins impérieux qu'elles font naître sont insatiables, mais ils durent peu, et ces hommes succombent prématurément épuisés.

Bien qu'on puisse dire que c'est dans le cerveau ou ses dépendances que siégent nos passions, on ne peut nier que l'appareil générateur n'exerce une grande influence sur l'organe dont nous venons de parler.

Les eunuques, par exemple, sont totalement privés des attributs de la virilité. Leur visage reste imberbe; leur voix est claire, féminine, et leur cœur n'est jamais ému par la vue d'une belle femme.

La constitution *érotique* se rencontre plus souvent chez les femmes que chez les hommes. On pourrait même dire que cette constitution appartient à la femme, qui semble née pour aimer.

Aimer et reproduire l'espèce, telle est la destinée de la femme. Aussi Dieu l'a-t-il chargée d'accomplir, presque tout entier, l'acte de la génération dont nous allons parler.

DE LA GÉNÉRATION.

La génération est une fonction par laquelle les corps organisés vivants se reproduisent et donnent naissance à des individus nouveaux, semblables à eux, et par lesquels ils perpétuent leur espèce.

Cette fonction, destinée à réparer les pertes que cause la mort, doit subir à son tour l'inexorable nécessité qu'elle lui impose.

Son accomplissement n'est pas possible pendant toute la durée de la vie : impossible au premier âge, elle l'est également au dernier.

Les procédés par lesquels la génération s'accomplit sont très-divers dans la généralité des êtres vivants.

Les anciens avaient considérablement étendu son domaine. Mais les progrès de l'histoire naturelle ont fait justice de leurs nombreuses erreurs.

La génération est le résultat de la copulation, qui a elle-même pour conséquence la conception ou fécondation.

L'histoire de ce phénomène est, en quelque sorte, celle de la génération tout entière ; et, pour l'approfondir, il faudrait rechercher quels sont les éléments fournis par l'un et par l'autre sexe ; comment ces matières sont mises en contact, et comment, de leur contact, résulte un individu nouveau, dont la constitution sera plus ou moins parfaite, suivant la possibilité d'une influence exercée par l'état moral des époux au moment de leur rapprochement, et surtout celle d'une transmission héréditaire des parents aux enfants.

Je ne parlerai point des diverses opinions émises par les médecins et les philosophes sur cette fonction, qu'ont expliquée différemment Hippocrate, Aristote, Descartes, Pascal, Maupertuis, Buffon et Lamarck, opinions qui ont amené les systèmes de l'*Épigénie* et de l'*Evolution*.

Je dirai simplement : La conception est un acte qui s'accomplit sourdement, sans qu'on l'aperçoive, et indépendamment de la volonté. J'ajouterai que non-seulement c'est irrésistiblement que la conception a lieu ou n'a pas lieu, mais que la volonté ne peut rien sur ses produits et sur le sexe de l'enfant, par exemple, bien que cette dernière idée ait fourni au docteur Millot le texte d'un livre qui a pour titre : l'*Art de procréer les sexes à volonté.*

Nous ne professons pas le même scepticisme pour cet autre livre qui traite de la *Mégalantropogénésie*, c'est-à-dire de la possibilité de faire des enfants beaux et des enfants d'esprit.

Ce qui permet d'admettre cette hypothèse, c'est l'expérience de l'assertion que nous avons émise dans l'un des paragraphes précédents.

Ainsi, peut-on douter que l'abus des plaisirs de l'amour n'imprime aux fœtus engendrés une faiblesse originelle ?

Et, qu'au contraire, un exercice convenable de la génération ne fasse engendrer des enfants robustes ?

Nous n'avons certes pas ici l'intention d'entraver, par des

paroles comminatoires, la liberté que réclame tout individu uni selon les règles de la société ; mais cette liberté n'enfreint-elle point les lois de la physiologie et presque de la nature, en admettant, par exemple, le mariage entre des personnes d'un âge disproportionné, ou entre des personnes saines et d'autres affectées de maladies héréditaires.

Dans ce cas, au lieu d'améliorer l'espèce, ne tend-on pas à la détériorer ?

DE L'HYGIÈNE

par rapport à la cohabitation.

En ce qui concerne la reproduction de l'espèce, la médecine est, sans contredit, après la morale, la source où ceux qui contractent les liens du mariage trouveront les plus salutaires conseils ; car, s'il est une faculté dont on soit disposé à abuser, c'est la précieuse faculté de communiquer l'existence à un être semblable à soi.

On ne regarde guère cette fonction que comme un agréable passe-temps, sans penser aux graves inconvénients attachés à l'abus de sa fréquente répétition.

Les jeunes époux qui, en cette occasion, dépassent les limites de la sagesse et de la raison, sont plutôt disposés à attribuer à des causes futiles, ou même à leur complexion

3

particulière, les maux qui résultent d'un *abus* que la médecine blâme comme le plus *dangereux* de tous.

En effet : intelligence, imagination, jugement, mémoire, tout s'efface progressivement, à mesure qu'on glisse sur cette pente si séduisante, mais si rapide des passions. A cet égard, j'appelle la méditation de mes jeunes lecteurs sur cette phrase sentencieuse de Lévis : « *Les passions* « *diminuent, ou même s'éteignent, lorsque les moyens* « *physiques de les satisfaire s'affaiblissent ; mais l'a-* « *mour-propre, toujours aux aguets, cherche à faire at-* « *tribuer à la sagesse ce qui n'est l'effet que de l'impuis-* « *sance... ou de l'âge.* »

On n'a pas manqué d'observer que, pour atteindre le but important de la conservation de l'espèce et de l'individu, la nature prévoyante avait attaché l'attrait du plaisir à l'accomplissement de chaque fonction ; or, si, en particulier, le plaisir de l'amour, pris avec modération, est utile à l'homme, à l'âge où la nature exhubérante, en l'invitant tacitement à se rapprocher d'une compagne, développe en lui, par l'accomplissement de cet acte, les facultés du cerveau et des sens, le retour trop fréquent des plaisirs du mariage amène chez lui, comme nous l'avons dit, des effets contraires.

Si on ne suivait en ceci que le vœu de la nature, en ne recherchant ce plaisir que pour la reproduction de notre espèce, l'acte de la copulation serait peut-être trop rare pour certaines organisations privilégiées, mais qui font exception. Donc, pour suivre les lois de la raison, il serait très-sage d'attendre que les signes du besoin d'accomplir la fonction génératrice se manifestassent, et alors l'équilibre des fonctions de l'organisme ne serait pas détruit.

Si, prenant en considération les constitutions du fort au faible, nous voulons introduire ici des préceptes salutaires à la santé des époux, nous recommanderions aux premiers de n'user de la cohabitation qu'une fois chaque jour, ou même tous les deux jours; et aux derniers, suivant leur organisation, une fois par semaine, par quinzaine, ou même par mois.

Ce dernier conseil est particulièrement adressé aux

époux sur le retour, s'ils veulent éviter les accidents plus ou moins graves qui sont arrivés *aux téméraires* qui ont dépassé la limite.

Pour compléter les bons avis que nous voulons donner aux trois catégories de lecteurs que nous avons signalées dans notre avant-propos, nous ajouterons que :

Les rapprochements entre époux ne doivent pas être indifférents quant aux heures. Des inconvénients ou même des dangers y sont attachés dans les circonstances suivantes :

Après le repas, lorsque l'estomac est plein, pour ne point pervertir l'acte de la digestion ;

Après une fatigue corporelle plus ou moins prolongée ;

Le matin, lorsqu'on doit se livrer, dans la journée, à des travaux intellectuels, de locomotion ou de force musculaire ;

Enfin quand, pour profiter de certaines circonstances opportunes, on contraint l'organisme et la nature à obéir à la volonté.

Le moment le plus opportun, médicalement parlant,

sera donc le soir ou la nuit, après quelques heures d'un sommeil réparateur des fatigues du jour.

De cette manière on a, tout à la fois, satisfait aux préceptes réunis de la raison, de la morale, de l'hygiène et de sa propre conservation.

Terminons en disant, avec J.-J. Rousseau, que le mariage est le lien le plus général et le plus étendu de la société ; mais il s'en faut bien que ce soit celui qui unit le plus sincèrement un homme avec une femme.

J'ajouterai que la seule envie de se convenir, dans un but quelconque, aura dissimulé, avant le mariage, bien des diversités de goût, d'humeur et de caractère qui, une fois mises à découvert, par le temps et l'habitude de vivre ensemble, nécessiteront, pour maintenir l'équilibre moral, de la complaisance d'un côté, et de l'indulgence de l'autre. Ces deux qualités doivent donc être les compagnes inséparables des époux, et ils doivent chercher à les entretenir en vue de la nécessité d'être incessamment unis.

D'ailleurs, la femme, qui doit devenir mère, ne mérite-t-elle pas, à tous égards, la bienveillance et les bons procédés de l'homme auquel elle a lié indissolublement son sort et son existence? Et si l'on considère que la femme, outre toutes les maladies qui lui sont communes avec l'homme, doit supporter encore une foule d'autres maladies inhérentes à son organisation, on devra avoir d'autant plus d'attention à ne point réveiller les causes qui pourraient déterminer ces maladies, eu égard à sa constitution nerveuse, très-excitable surtout pendant le temps de sa grossesse.

C'est ici le lieu de placer des préceptes qu'on ne doit ni ignorer, ni négliger dans l'état de mariage :

Lorsque la femme a conçu, le nouvel être qu'elle porte dans son sein ne lui permet plus de se conduire avec indifférence, sous peine, du moins, de lui ôter la vie et d'altérer sa propre santé.

Dès ce moment, la tempérance devient une qualité rigoureuse : une nourriture modérée, des boissons légèrement toniques et non stimulantes doivent composer son régime alimentaire.

S'il survient de ces désirs plus ou moins bizarres, appelés

envies, méprisant alors les dictons vulgaires, elle ne doit les satisfaire que si aucun inconvénient n'est attaché à leur satisfaction, et cela, sans avoir à redouter que leur abstention produise sur l'enfant aucune trace dangereuse.

La femme enceinte doit prendre de l'exercice, mais toujours modérément, et, bien que l'avis suivant soit fort peu goûté, je dois le donner dans l'intérêt de la mère et de l'enfant :

« Les plaisirs de l'hymen ne doivent être pris qu'avec « la plus grande modération pendant tout le temps de la « gestation. »

De quarante-cinq à cinquante ans, dans nos climats, la femme a payé son tribut à la reproduction de l'espèce.

La nature va désormais la débarrasser de cette assujettissante fonction mensuelle, que lui a imposée la puberté, et la délivrer de tous les maux que l'altération de cette fonction peut lui causer.

Mais tant de dangers menacent la femme parvenue à cette époque, qu'on lui a donné le nom menaçant d'*âge critique*, comme si elle était le jugement de la vie.

Il est vraisemblable que, hors de l'état social, la suppres-
sion de cette fonction naturelle s'opèrerait sans accident ;
mais dans notre état de civilisation, il s'en faut bien que
les choses se passent ainsi, en présence de la mode, des
usages et de tous les entraînements qu'impose la société.

Cependant la femme, arrivée au moment que nous signa-
lons, préviendrait bien des dangers et éviterait les maux
que comporte cette époque, soi-disant redoutable, si, ayant
été mère ou stérile, elle avait la prudence de se conformer
aux strictes lois de l'hygiène.

TABLE DES MATIÈRES.

Le Cabinet du Docteur PETIGARS, rue de Sablonville, 28, à Neuilly (Seine), est ouvert au public les *mardi, jeudi* et *samedi*, de 2 à 4 heures de relevée.

Traitement par correspondance (affranchir).

LA PUBLICATION

LIBRAIRIE D'ART, DE SCIENCE ET DE FANTAISIE

19, RUE DES MARTYRS, A PARIS

Publie *tous les mois* le Catalogue des nouveautés de Librairie qui rentrent dans sa spécialité. Ce Catalogue est adressé *gratuitement* et *franco* à tous ses clients, qui sont ainsi tenus au courant du mouvement littéraire et dramatique de l'époque. On l'envoie également contre toute demande affranchie.

La *Publication* se charge de procurer à ses clients les ouvrages qu'ils peuvent désirer, au prix de Paris, rendus *franco* par la poste, à domicile. Cependant, il faut en excepter — les volumes de 1 fr. et au-dessous, les ouvrages publiés par séries ou par livraisons, et les publications à bon marché, pour lesquels les *frais de poste* dépasseraient les bénéfices de librairie. Ces frais sont dans ce cas à la charge des clients, et s'élèvent à 25 centimes environ par volume ou par série de dix livraisons.

Lorsqu'on désire recevoir un ouvrage quelconque, il suffit de nous en faire la demande par lettre affranchie, en le désignant d'une manière exacte. On renferme dans la lettre, pour une valeur égale au prix des volumes, soit des timbres-poste, soit un mandat de poste, si l'on veut conserver le talon qui prouve l'envoi. Les lettres doivent être adressées simplement : aux *Bureaux de la Publication*, 19, rue des Martyrs, à Paris. On est assuré de recevoir, par un très-prochain courrier, *franco*, à domicile, et soigneusement emballés, les livres demandés, avec la plus grande exactitude.

Les lettres non affranchies sont refusées dans nos bureaux. Les clients qui auraient a se plaindre de retards dans l'envoi de leurs demandes, sont priés de s'assurer de l'affranchissement de leurs lettres et de l'exactitude de leurs suscriptions.

Envoi immédiat et franco de tous ouvrages demandés par lettre affranchie, renfermant leur valeur en mandats ou timbres-poste.

condamnation, exécution, d'après l'édition de 1793 exactement reproduite, avec gravure *fac-simile* représentant la *Reine en charrette* allant à la mort.

JOURGNIAC SAINT-MÉARD A L'ABBAYE OU SON AGONIE DE 38 HEU-RES, avec une étude de cette individualité curieuse, d'après ses propres écrits.

Quoique Jourgniac n'ait pas la notoriété de Marie-Antoinette, son procès est peut-être plus intéressant à consulter, en ce qu'il fait connaitre dans ses moindres détails ce Tribunal Révolution-naire dont les émigrés ne parlaient qu'avec terreur. *Franco*. 4 fr.

Il existe quelques exemplaires de Jourgniac, tirés sur papier de soie collé, à grandes marges, au prix de   2 fr.

LES MYSTÈRES DE LA MAIN, du célèbre Desbarolles, 9ᵉ édition ; beau volume de 600 pages, avec planches et gravures. Traité com-plet et raisonné de la science de la Divination par les lignes de la main, avec une préface nouvelle.   4 fr.

LES FOLIES DU SPIRITISME, 2ᵉ édition. Le bon sens et la gaité avec lesquels sont discutées les rêveries du Spiritisme ont fait le succès de ce livre, qui s'appuie sur la simple raison pour calmer les imaginations effervescentes.   4 fr.

HISTOIRE DE FRANCE TINTAMARRESQUE DE TOUCHATOUT, l'un des plus grands succès de l'époque. — Jamais la devise « instruire en amusant » n'a été plus rudement appliquée. — Suivant Fran-cisque Sarcey, la seule histoire digne de ce nom. — Édition de luxe, avec culs-de-lampe, papier teinté.   3 fr.

TOUCHATOUT-REVUE, recueil d'actualités tintamarresques. — Parodie des romans et des pièces en vogue. Chaque série forme un joli volume de près de 200 pages et se vend séparément. Trois sé-ries, chacune   1 fr.

DE BATIGNOLLES A LANDERNAU, nouvelles et fantaisies, par Paul Laurencin. — Ce volume intéressant, qui ne craint pas d'affronter les chaleurs de l'été ni les glaces de l'hiver, est un excellent compagnon de voyage. 2 fr.

PROUDHON EXPLIQUÉ PAR LUI-MÊME, lettres inédites du célèbre économiste, développant ses idées financières et notamment sa proposition célèbre : *La propriété, c'est le vol.* Une brochure, elzévir, complément obligé des œuvres de J.-P. Proudhon. 1 fr.

HISTOIRES COUSUES DE FIL BLANC ; nouvelles humoristiques, par Jules Claretie. Le nom de l'écrivain nous dispense de recommander cet ouvrage, un des plus intéressants qu'il ait publiés. Un beau volume de 400 pages, édition elzévirienne. 3 fr.

L'ART DE VÉRIFIER LES DATES et de former les calendriers de toutes les époques, par Aimé Paris, le dernier ouvrage publié par cet esprit profond et ingénieux, brochure in-12. 0 fr. 60

IMPRESSION DE VOYAGE EN TERRE-SAINTE, par F. de Saulcy, membre de l'Institut, édition illustrée, elzévir, papier teinté. L'intérêt qui s'attache à l'Orient s'augmente de la verve et de la bonne grâce du célèbre voyageur, un des esprits les plus charmants de notre époque. 3 fr. 50
Relié richement. 5 fr.

CAUSES ET PRÉSERVATIFS DU CHOLÉRA ET DES MALADIES CONTAGIEUSES, par le docteur Télèphe Desmartis, 3e édition. 0 fr. 60

LA STÉNOGRAPHIE SANS MAITRE OU L'ART d'écrire aussi vite que l'on parle, appris en quelques heures et enseigné en dix leçons, d'après la méthode la plus simple et la plus rationnelle, mise à la portée de toutes les intelligences, par A. Roby, sténographe officiel.
La *Sténographie sans maître* est destinée à populariser une des sciences les plus utiles et les plus intéressantes. Elle forme un beau volume in-8°, avec plus de *mille* bois gravés dans le texte et des planches également gravées. 3 fr.

MANUEL DU CONSEILLER MUNICIPAL, contenant la *Nouvelle loi*

municipale et des instructions élémentaires d'administration et de comptabilité communale, par VALLETTE-LAGAVINIE, percepteur. Édition de 1869, rédigée d'après les dernières lois et les plus récents commentaires.   1 fr.

LA VÉRITÉ SUR LA CATASTROPHE DE LA PLACE DE LA SORBONNE (16 mars 1869), par un témoin oculaire, avec vues photographiques, plans et portraits. Discussion de la question légale.   1 fr. 50

LES PICRATES ET LA PRUSSE : L'INVASION ALLEMANDE? NOS FRONTIÈRES NATURELLES! avec cette épigraphe : Comme la grande majorité du peuple français, je déteste ces traités de 1815, dont on veut faire aujourd'hui l'unique base de notre politique extérieure. NAPOLÉON III.   1 fr.

DRÔLERIES ILLUSTRÉES mnémoniques d'histoire et de géographie, à l'usage des Bachots et de tous les écoliers latins et pas-latins, recueillies et mises en ordre par Hèle. *Instruire en amusant,* trouver la vérité par l'absurde sont les bases sur lesquelles a été écrit ce petit livre, illustré de vignettes grotesques, et qui permet aux enfants de retenir sans peine les nomenclatures et les noms les plus barbares imposés par l'histoire et la géographie.   1 fr.

MANUEL DE SANTÉ TINTAMARRESQUE du docteur Vabontrain du Tintamarre, ou Cours d'idiopathie à l'usage des gens du monde, avec cette devise du père Hippocrate : *Guérir par le rire.* Un joli volume, avec profusion de culs-de-lampe, édité à Paris l'an des Vélocipèdes 1869.   1 fr.

LA CHANSONNETTE DES RUES ET DES BOIS, nouvelle édition, 0 f. 60

PRIMA SED ULTIMA, premiers et derniers vers d'un auteur inconnu. Les vers sont charmants, frais et pleins de jeunesse ; le volume est un bijou typographique ; mais nous serions bien étonnés d'en vendre un seul exemplaire.   5 fr.

Périgueux. — Impr. Charles RASTOUIL, rue Taillefer, 14.